BEI GRIN MACHT SICH IHR WISSEN BEZAHLT

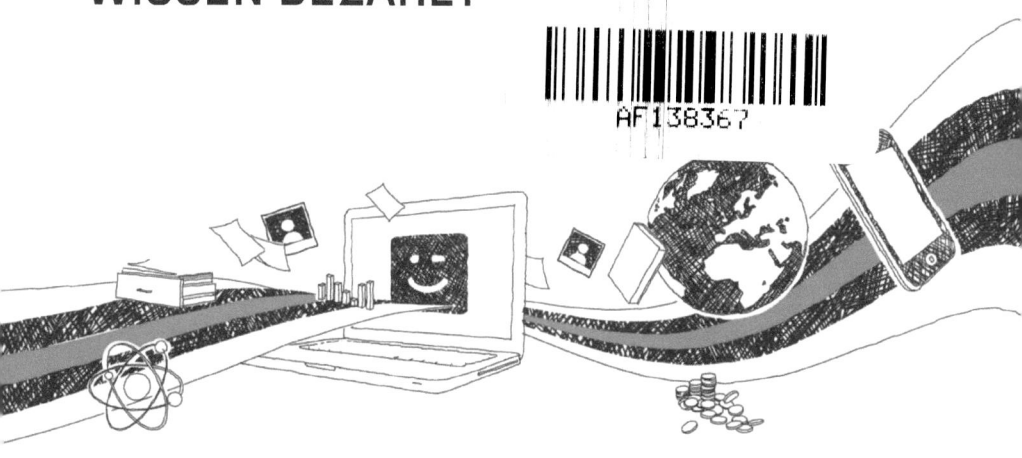

AF138367

- Wir veröffentlichen Ihre Hausarbeit, Bachelor- und Masterarbeit

- Ihr eigenes eBook und Buch - weltweit in allen wichtigen Shops

- Verdienen Sie an jedem Verkauf

Jetzt bei www.GRIN.com hochladen und kostenlos publizieren

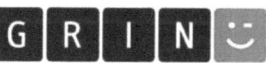

Low Carb. Definition und Anwendung in der Praxis

Steven Meyer

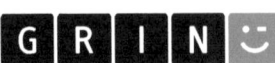

Bibliografische Information der Deutschen Nationalbibliothek:

Die Deutsche Nationalbibliothek verzeichnet diese Publikation in der Deutschen Nationalbibliografie; detaillierte bibliografische Daten sind im Internet über http://dnb.d-nb.de abrufbar.

ISBN: 9783346629746
Dieses Buch ist auch als E-Book erhältlich.

Druck und Bindung: Books on Demand GmbH, Norderstedt Germany
Gedruckt auf säurefreiem Papier aus verantwortungsvollen Quellen

Das vorliegende Werk wurde sorgfältig erarbeitet. Dennoch übernehmen Autoren und Verlag für die Richtigkeit von Angaben, Hinweisen, Links und Ratschlägen sowie eventuelle Druckfehler keine Haftung.

Das Buch bei GRIN: https://www.grin.com/document/1185341

Abschlussarbeit
Ernährungsberatung

Erörterung des Themas
„Low Carb"

Datum 01.01.2022 – Abschlussarbeit von:

Meyer, Steven

Inhalt

Vorwort

Heutzutage leidet mehr als die Hälfte der deutschen Bevölkerung an Übergewicht, wovon sogar etwa ein Viertel adipös sind und einen Body-Maß-Index von über 30 aufweisen *(siehe Koula-Jenik 2006, S. 419).*
Daraus resultieren schwerwiegende gesundheitliche Folgen, indem das Risiko auf chronische Erkrankungen um ein vielfaches ansteigt.
Dabei wird kein Nährstoff so kritisch unter die „Lupe genommen" und thematisiert wie die Kohlenhydrate, welche vermeintlich schlecht sind und „dick machen" so das Urteil vieler Menschen.
Häufig wird in diesem Kontext auf die Low Carb Ernährungsform hingewiesen.
In den letzten Jahren hat sich die „Low-Carb-Diät" immer mehr durchsetzen können.
In den USA wird diese Diätform seit langem angewandt, hingegen gewinnt sie in Deutschland erst in den letzten Jahren zunehmend an Bedeutung.

Doch was steckt hinter der Low Carb Ernährung? Verbirgt sich hinter dem Ganzen etwa eine durchdachte Ernährungsweise, die endlich Klarheit darüber verschafft, wie eine optimale und ausgewogene Ernährung auszusehen hat oder Ist sie nur einer dieser vielen Ernährungstrends?

In dieser schriftlichen Arbeit beschäftigen wir uns mit der Frage: „Was die Low Carb Ernährung eigentlich genau bedeutet, wie sie entstanden ist und sich anwenden lässt."
Dafür müssen wir zuerst den Aufbau und die Wirkungsweise der Kohlenhydrate verstehen und wissen, wie der Kohlenhydratstoffwechsel und die Verdauung jener funktioniert.
Auch auf die verschiedenen Ausprägungsformen und die Vor- und Nachteile dieser Ernährungsform werde ich eingehen und alle relevanten Inhalte veranschaulichen.
Anschließend erörtere ich, für wem die Low Carb Ernährung in Betracht kommen könnte und welche langfristigen Auswirkungen diese auf den Organismus und die Gesundheit hat.
Dazu werde ich auch meine eigene Sichtweise auf die Thematik kundtun und den Abschluss der Arbeit mit einem Fazit beenden.

KAPITEL 1

Kohlenhydrate

1.1 Aufbau und Funktion

Einer der drei Hauptnährstoffe (Makronährstoffe) sind neben den Fetten und Eiweißen die Kohlenhydrate (Saccharide). Sie gelten als wichtigste Energiequelle für den Organismus und sind der Sammelbegriff für alle Zucker/Stärke-Arten und Ballaststoffe. Monosaccharide, die sogenannten „Einfachzucker", bilden die Grundbausteine, aus denen alle komplexeren Kohlenhydrate (Zweifachzucker, Vielfachzucker) aufgebaut sind.

Der Begriff „Kohlenhydrate" bedeutet - mit Wasser angereicherte Kohlenstoffatome –, worunter eine Vielzahl organischer Verbindungen zusammengefasst werden.

Sie bestehen aus Kohlenstoff (C), Wasserstoff (H) und Sauerstoff (O) im Verhältnis 1:2:1 und sind mehrwertige Alkohole mit einer Carbonylfunktion.

Deshalb lassen sich Kohlenhydrate in zwei Kategorien einordnen, den Aldosen mit einer Aldehydgruppe oder den Ketosen mit einer Ketogruppe.

Die einfachste Form der Kohlenhydrate, die Monosaccharide, bestehen aus nur 3 bis 9 Kohlenstoffatomen. Diejenigen, die größer als Einfachzucker sind, bestehen aus mehreren bis sehr vielen aneinander geketteten Monosacchariden *(Berg et al., 2013)*.

Abb.1: Grafik 1 Einfachzucker D-Glucose
(Quelle: https://www.carlroth.com/de/de/monosaccharide)

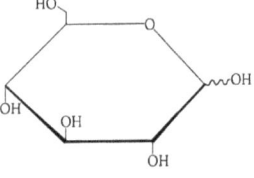

Abb. 2: D-Glucose

Fast alle Zellen des Körpers sind auf Kohlenhydrate als Energiequelle angewiesen. Allerdings müssen dabei erst die zugeführten Kohlenhydrate durch die Verdauung in Glucose umgewandelt werden.

Dabei dienen die Kohlenhydrate aber nicht nur als Energiequelle, sondern auch auch als Energiereserve. Wird die zur Verfügung gestellte Glucose vom Körper nicht benötigt, wandeln Leber und Muskeln diese in Glykogen (Mehrfachzucker) um.

Das Glykogen ist die Speicherform der Glukose und bietet den Organismus einen Energievorrat. Sollte vom Körper kein Glykogen mehr aufgenommen werden können, wandelt er überschüssige Kohlenhydrate in Fett um und speichert diese im Fettgewebe.

Zudem sind Kohlenhydrate an vielen Stoffwechselprozessen und an der Regulierung des Wasser- und Elektrolytenhaushalts beteiligt. Bekannterweise dienen sie als Basaltstoffquelle für eine gute Darmaktivität und haben Einfluss auf den Blutzuckerhaushalt, worauf in folgenden Kapitel der Arbeit genauer drauf eingegangen wird.

Folgende Grafik verdeutlicht die vielen Funktions- und Wirkungsweisen der Kohlenhydrate

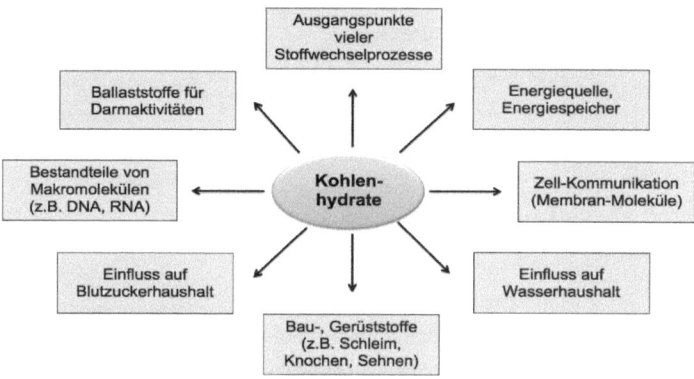

Abb 2: Grafik 2 – Kohlenhydrat Funktionen (Quelle: https://grafs-bio-seiten.de/kap-2-1/)

1.2 Arten von Kohlenhydraten

Aus den vielfältigen Möglichkeiten der Verknüpfungen bis hin zur Ketten- und Ringbildung erklärt sich die vermehrte Anzahl und unterschiedlichen Eigenschaften der Kohlenhydrate.

Unterschieden werden:

- Einfachzucker (Monosaccharide)
- Zweifachzucker (Disaccharide)
- Mehrfachzucker (Oligosaccharide)
- Vielfachzucker (Polysaccharide)
- Ballaststoffe (Komplexe Kohlenh.)

Durch Verknüpfung einzelner Monosaccharide entstehen Disaccharide. Lagern sich mehr als zwei Monosaccharide aneinander, entsteht ein Oligosaccharid. Bei vielen Monosacchariden entstehen sogenannte Polysaccaride.

Name	Anzahl der Bausteine	Wichtige Vertreter
Monosaccharide (Einfachzucker)	⬡	Glucose (Traubenzucker)
		Fructose (Fruchtzucker)
		Galactose (Schleimzucker)
Disaccharide (Zweifachzucker)	⬡⬡	Saccharose (Rohr-, Rübenzucker)
		Lactose (Milchzucker)
		Maltose (Malzzucker)
Oligosaccharide (Mehrfachzucker)	⬡⬡⬡ bis 10	⬡⬡⬡... Für die menschliche Ernährung von geringer Bedeutung
Polysaccharide (Vielfachzucker)	⬡..⬡ mehr als 10 bis mehrere 100 000	Stärke (pflanzlich) Amylopektin Amylose Glykogen (tierisch)
komplexe Kohlenhydrate (Nahrungsfasern)	⬡..⬡ mehr als 10 bis mehrere 100 000	Cellulose Hemicellulose Pektin

Abb. 3: Grafik 3 - Kohlenhydratarten

(Quelle: https://www.vegan-happy-dogs.de/die-nährstoffe-der-veganen-hundeernährung/kohlenhydrate/)

Kohlenhydratform	Funktion	Vorkommen
Monosaccharide	Es sind Einfachzucker, die aus nur einem Molekühl bestehen. Dazu gehört Glucose (Traubenzucker), Fructose (Fruchtzucker) und Galactose (Bestandteil vom Mlchzucker)	**Glucose:** Früchte, Haushaltszucker **Frctose:** Früchte, Honig **Galactose**: Im Milchzucker
Dissaccharide	Hierbei handelt es sich um Zweifachzucker, wobei zwei Einfachzucker miteinander verbunden sind. Zu den wichtigsten zählen Saccharose (Haushaltszucker), Maltose (Malzzucker) und die Lactose (Milchzucker)	**Saccharose:** Zuckerrohr, Ahornzucker, Zuckerrüben **Maltose**: Keime **Lactose:** Milch und Milchprodukte
Polysaccharide	Polysaccharide sind Vielfachzucker, wobei sich mehrere Einfachzucker zu einem Molekül verbinden. Wie der Vielfachzucker verdaut wird, entscheidet die Art der Bindung. Zu den Polysacchariden gehören auch Glykogen und Ballaststoffe.	**Stärke:** Kartoffeln, Getreide, Hülsenfrüchte **Glykogen**: Leber, Muskulatur **Ballaststoffe**: Pektin (löslich), Resistente Stärke (nicht löslich)

Abb. 4: Tabelle 1 – Kohlenhydratarten Tabelle (Quelle: Eigene Darstellung)

Darüber hinaus werden vollwertige und raffinierte Kohlenhydrate unterschieden..
Man spricht von vollwertigen Kohlenhydraten, wenn es sich um unverarbeitete
Lebensmittel handelt und somit der Ballaststoffanteil nicht komprimiert wurde.
Hierzu zählen etwa Lebensmittel wie Gemüse, Hülsenfrüchte, Kartoffeln oder
Vollkornprodukte. Raffinierte oder isolierte Kohlenhydrate wurden entgegen
weiterverarbeitet und so der Ballaststoffanteil verringert, was sie multifunktionaler macht
und die Haltbarkeit der Lebensmittel verlängert.
Raffinierte Kohlenhydrate enthalten etwa Fertigprodukte oder Mehl- und Zuckerprodukte.
Wie wir sehen, sind Kohlenhydrate also nicht gleich Kohlenhydrate. Aufgrund ihrer
unterschiedlichen Art und Beschaffenheit müssen wir daher klar differenzieren.und
abwägen nicht nur, **WIE VIELE** von ihnen konsumiert werden, sondern auch, **WELCHE** wir
zu uns nehmen.
Bevor ich mich aber im nächsten Kapitel näher mit dem Thema der Vor- und

Nachteile auseinandersetze, sollten wir uns zunächst noch einmal mit der Verdauung und dem Stoffwechsel von Kohlenhydraten vertraut machen und diese genauer beleuchten.

1.3 Stoffwechsel und Verdauung

Der Kohlenhydratstoffwechsel oder auch Zuckerstoffwechsel ist ein lebensnotwendiger Ablauf im menschlichen Körper. Eine ausreichende Zufuhr an Energie ist somit notwendig, um die Funktionsfähigkeit des Körpers zu gewährleisten. Hierfür sind die Kohlenhydrate der wichtigste Energielieferant. Bestimmte Enzyme helfen, die aufgenommenen Kohlenhydrate in Einfachzucker zum Beispiel Glucose zu zerlegen und so in dieser Form für den Körper nutzbar zu machen.

Sie werden mit Hilfe des Stoffwechsels gespalten und durch die Dünndarmwand aufgenommen, bis sie über die Blutbahn in die Körperzellen gelangen. Zuckermoleküle, welche nicht zum akuten Energiegewinn benötigt werden, werden zu Fettmolekülen umgebaut oder liegen in gespeicherter Form in der Muskulatur oder Leber vor. Werden Über den Urin werden Endprodukte des Kohlenhydratstoffwechsels ausgeschieden.

Die Glucose wird in mehreren Stoffwechselschritten zum sogenannten ATP (Adenosintriphosphat) zerlegt und steht in der Form dem Körper als Energie zur Verfügung. Dabei gilt, je komplexer das Kohlenhydrat aufgebaut ist, desto länger dauert der Umbau.

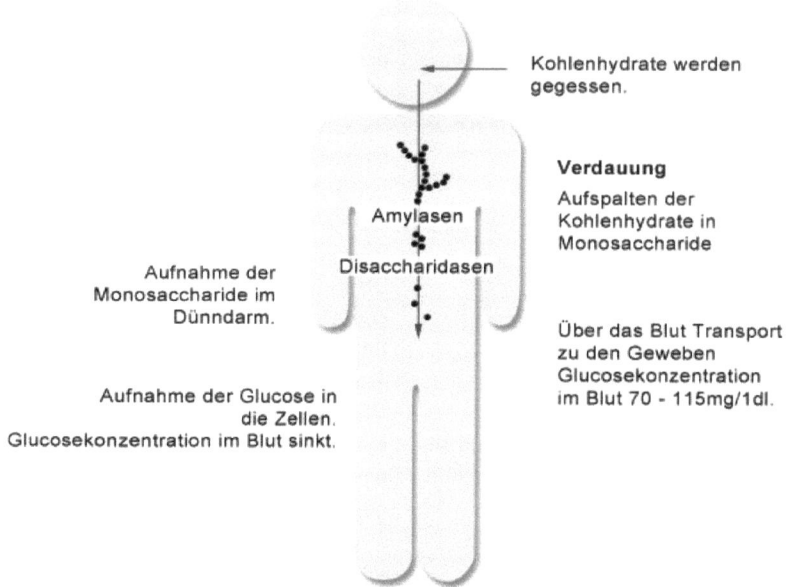

Abb. 5: Grafik 4 – Kohlenhydratstoffwechsel (Quelle: https://www.hauswirtschaft.info/ernaehrung/kohlenhydrate.php)

In anschließend aufgeführter Tabelle gehe ich näher auf die Verdauung der Kohlenhydrate in den jeweiligen Organabschnitten ein. Beginnend im Mund bis zur Aufnahme über die Schleimhaut im Dünndarm.

Abschnitt	mechanisch	chemisch
Kohlenhydrate		
Mund	Verdauung der langen Kohlenhydratketten beginnt mit der mechanischen Zerkleinerung durch die Zähne bzw. das kauen im Mund. Je länger gekaut wird, desto kleiner wird das Stärkemolekül gespalten. Der Speichel macht den Speichelbrei gleitfähig.	Durch das Kauen setzt der Körper über den angeregten Speichelfluss das Stärke spaltende Verdauungsenzym Alpha-Amylase frei. Dadurch wird der Mehrfachzucker (Oligo- und Polysaccharid) in Bruchstücke der Stärke (Dextrinen) gespalten.
Magen	Im Magen findet keine Kohlenhydratverdauung statt. Die Amylase kann aufgrund der Magensäure nicht mehr weiter arbeiten, da sie von ihr deaktiviert wiord.	Im Magen wird die Alpha-Amylase aus dem Speichel durch das saure Millieu zerstört.
Zwölf-finger-darm	Hier wird die Verdauung der Kohlenhydrate weiter fortgeführt. Hier kommt es zu einem weiteren Kontakt der Polysaccharide mit der Amylase aus der Bauchspeicheldrüse	Im Zwölffingerdarm werden die entstandenen Oligosaccharide von der Alpha-Amylase des Bauchspeicheldrüsensekrets weiter gespalten, bis ein Gemisch aus Di- und Trisacchariden vorliegt.
Dünn-darm	Im Dünndarm erfolgt die weitere Verdauung der Kohlenhydrate durch Enzyme wie z.B. Maltase oder Disaccharidasen	Die Kohlenhydrate werden im Dünndarm durch Enzyme wie Disaccharidasen in ihre kleinsten Bestandteile zerlegt. So spalten die Enzyme z.B. Haushaltszucker in Traubenzucker, Fruchtzucker und Milchzucker in Traubenzucker
Dünn-darm-schleim-haut/Mukosa	Am Ende des Dünndarms sind alle Zuckermoleküle aufgespalten und können von der Dünndarmschleimhaut aufgenommen werden.	Die Resorption von Glucose erfolgt über einen sekundär aktiven, Na+ -gekoppelten Transport. Fructose wird dagegen passiv durch erleichterte Diffusion in die Zellen geschleust.

Abb. 6: Tabelle 2 – Kohlenhydratverdauung und Kohlenhydratstoffwechsel (Quelle: Eiegen Darstellung)

KAPITEL 2

Ernährungsform „Low Carb"

2.1 Definition und Entwicklung

Heutzutage haben sich die verschiedensten Diätformen auf dem Markt etabliert, dazu gehört zum Beispiel die Kohlenhydrat reduzierte „Low-Carb Ernährung".

Der Begriff Low Carb leitet sich aus dem Englischen Low (niedrig) und Carb (Carbonhydrates - Kohlenhydrate) ab.

Die Deutsche Gesellschaft für Ernährung (DGE) gibt an, dass der Kohlenhydratbedarf bei 50 - 60% des Gesamtenergiebedarfs liegen sollte. Dabei führt die Low-Carb Diät genau zu einem gegenteiligen Ansatz. Bei dieser Ernährungsform wird der Anteil der Kohlenhydrate zum Teil drastisch gesenkt bzw. reduziert.

Mengenangaben variieren abhängig je nach genauer Diätform von unter 100g am Tag bis hoch auf 400g. Bei der ketogenen Diät kann der Kohlenhydratanteil theoretisch bis auf 0 reduziert sein. Eine allgemeingültige Definition der Menge gibt es für die Low Carb Ernährungsform jedoch nicht *(vgl. Ellrott 2009).*

Das allgemeine Ziel bleibt dabei die Kohlenhydratzufuhr zu verringern.

Es sollte im allgemeinen auf kohlenhydratreiche Lebensmittel wie z.B. Brot, Nudeln, Reis, Weißmehlprodukte, Zucker und auch Obst verzichtet werden. Erlaubt sind Fett- und Eiweißreiche Lebensmittel wie. Fleisch, Fisch, Milchprodukte, Salate, oder Eier. Hierbei soll die gewonnene Energie aus den Fette und Eiweißen die Kohlenhydrate ersetzen.

Die Low Carb Ernährung entstand Ende des 19. Jahrhunderts durch den Londoner Bestatter William Banting (1797-1878).

Er hatte mit seinem Brief (Letter on Corpulence, Addressed to the Public) das Prinzip und die Wirkung der kohlenhydratarmen Ernährung bezogen auf seinen eigenen Körper publik gemacht.

William Harvey, sein damaliger Arzt, verschrieb ihm eine Diät, in der er auf die kohlenhydratarme Ernährung hinwies, um Gewicht zu reduzieren. Banting gelang es dabei in einem Jahr etwa 23kg an Körpergewicht zu verlieren.

Nach sein Veröffentlichung nutzten einzelne Ärzte diese für ihre übergewichtigen und an Diabetes erkrankten Patienten.

Vilhjalmur Stefansson lebte zur gleichen Zeit einige Jahre auf Grönland bei den Eskimos. Dabei viel ihm auf, dass die Eskimos unter keinen Krebs und anderen Zivilisationskrankheiten litten. Sie lebten fast ausschließlich von tierischen Produkten wie Fisch oder Robbenfleisch und waren durchweg gesund. Er berichtete seinen Arztkollegen in den USA von seinen Entdeckungen, die eine Ernährung ohne Gemüse und Obst für nicht möglich hielten. Stefansson musste seine Behauptung in einem Experiment beweisen, indem sie unter Aufsicht ein Jahr lang ausnahmslos frisches Fleisch, samt Innereien bekamen (vgl. V. Stefansson, 1960). Nach 12 Monaten wurde dieses Experiment beendet, wobei sich alle bester Gesundheit erfreuten und keine Mängel erlitten. Zudem purzelten ein paar Kilos Körpergewicht.

Das Fazit aus diesem Experiment war, dass man mit einer kohlenhydratfreien Ernährung abnehmen kann und dabei keine Nierenschädigungen und auch keinen Nährstoffmangel erleidet. Diese Art der Ernährung ist das extreme Beispiel der Kohlenhydratsenkung und wird heute als eine Form der ketogenen Ernährung bezeichnet.

Einer der Low-Carb Pioniere, war der österreichische Mediziner Prof. Dr. Wolfgang Lutz (1913 - 2010). Sein von ihm entwickeltes Ernährungskonzept wurde auch als „Lutz-Diät" bekannt und als „Leben ohne Brot" 1967 veröffentlicht. Prof. Dr. Lutz vermittelt darin seinen Ernährungsansatz und behauptet mit seinem Ansatz der Low-Carb Diät mehr als 10.000 Patienten erfolgreich behandelt zu haben. So konnte er sie z.B. von Morbus Crohn, Magenerkrankungen oder Multiple Sklerose heilen.

1869 hatte Paul Langerhans die Inselzellen im Gewebe der Bauchspeicheldrüse entdeckt. Diese sind für die Synthese der Hormone Insulin und Glukagon notwendig, welche wiederum für die Regulierung des Blutzuckerspiegels zuständig sind. 1922 wurde dann erstmals das Insulin industriell in Kanada hergestellt und Mitte der 60er Jahre gelang die erste chemische Synthese von Insulin zur Behandlung von Diabetes.

2.2 Energiebedarf und Umrechnung

Wie bereits ausgeführt, sind Kohlenhydrate neben den Fetten die wichtigsten Energielieferanten für unsere Muskeln und das Gehirn. Sie kommen in der Nahrung in Form von Zucker, Stärke oder Ballaststoffen vor.

Mit 4,1 Kilokalorien pro Gramm liefern sie ca. halb so viel Energie wie Fett.

Laut DGE sollte unsere Nahrung mindestens 50 Prozent Kohlenhydrate enthalten. Dabei sollten den größten Anteil stärkehaltige Kohlehydrate ausmachen. Sie sind vor allem in Getreideprodukten wie Brot, Müsli, Reis, Nudeln und Haferflocken enthalten.

Dabei sollten vor allem Vollkornprodukte dem Weißmehlprodukten bevorzugt werden. Sie enthalten nicht nur mehr Mineralstoffe, Vitamine und Spurenelemente, sondern haben auch einen höheren Anteil an Ballaststoffen und dienen damit als Verdauungshelfer.

Sie sind zwar nicht bei der Energiegewinnung beteiligt, helfen jedoch bei der Verdauung im Darm, wo sie aufquellen und die Darmbewegung (Peristaltik) anregen. So kann der Darminhalt leichter transportiert werden kann.

Die Zufuhr an Ballaststoffen sollte mindestens 30 g/Tag betragen.

Fast alle Körperzellen nutzen Kohlenhydrate als Energiequelle. Vor allem das Gehirn deckt mit Kohlenhydraten seinen Energiebedarf.

Die Glucose ist die Zuckerform, die zur Energiegewinnung gebraucht wird und ist vergleichbar mit Benzin, welches für dem Motor zum Antrieb (dem Körper) verwendet wird. Maximal 1/5 der Gesamtkohlenhydratmenge (bis 50 g) sind dem Körper in Form von Zucker zuzuführen. Diese einfachen Kohlenhydrate resorbiert der Körper sehr schnell, sodass der Blutzuckerspiegel schnell ansteigt und anschließend wieder schneller abfällt

Der unterschiedliche Energiebedarf hängt unmittelbar mit dem Grundumsatz jedes Menschen zusammen. Dieser macht ca. 50 bis 70 Prozent des gesamten Energiebedarfs aus. Der Grundumsatz wird bestimmt von Alter, Geschlecht, Körpergröße und Gewicht. Auch der Muskelanteil spielt eine wesentliche Rolle. Menschen mit einem hohen Muskelanteil haben einen höheren Grundumsatz, da Muskeln stoffwechselaktiver sind, sodass man im Ruhezustand (Sitzen oder Liegen) mehr Energie verbrauchst, umso mehr Muskelmasse vorhanden ist.

Zur Berechnung des Grundumsatzes einer Person verwenden wir grob als einfachste Faustregel die Formel:

$$\text{Grundumsatz} = \text{Körpergewicht (kg)} \times 24 \text{ Stunden}$$

Beispiel: Für eine 70 kg schwere Person: 70 x 24 = 1680 kcal Grundumsatz pro Tag.

Abnehmen kann eine Person nur, wenn eine negative Energiebilanz erzielt wird, was bedeutet, das ein Kaloriendefizit erzeugt werden muss.

Wenn wir nun also wissen, wie hoch der Grundumsatz einer Person ungefähr ist, wird dazu der tägliche Kalorienverbrauch, gemessen aus der aktiven Bewegungsbetätigung addiert. So erhält man den Gesamtenergiebedarf.

Werden langfristig weniger Kalorien als dieser Wert zugeführt, nimmt eine Person ab. Dabei kann auch der Anteil der zugeführten Kohlenhydrate bestimmt werden.

Beispiel: Die empfohlene Kohlenhydratzufuhr von 50 % des Gesamtenergiebedarfs von 2400 kcal ist in g zu berechnen:

Beim Gesamtenergiebedarf von	100 %	2400 kcal
entsprechen	50 %	1200 kcal

1 g Kohlenhydrate liefert	4,1 kcal
x g Kohlenhydrate liefern	1200 kcal

1200 kcal x 1 g / 4,1 kcal = **293 g**

2.3 Wirkungsweise

Die eigentliche Idee hinter der Low Carb Ernährung ist die Tatsache, dass Lebensmittel mit einem hohen Anteil von Eiweiß und Fett konsumiert werden und der Anteil an Kohlenhydrate gesenkt wird.

Bei der Energiegewinnung nutzt der Körper primär leicht verfügbare Kohlenhydrate, wobei genau diese Art der Energiegewinnung bei der Low Carb Ernährung reduziert wird.

Da für den Körper dann kaum noch Kohlenhydrate zur Verfügung stehen sind, die Glykogenspeicher leer und der Körper gewinnt das notwendige ATP aus den Fettsäuren. Diese Fettsäuren gelangen über den Blutstrom zur Leber, wo sie durch ß-Oxidation Acetyl-CoA abgebaut werden. Hierzu wird in der Leber aus den Fettsäuren Ketone gebildet, die ähnlich wie Monosaccharide (Traubenzucker) wirken.

Durch diese Bildung von Ketonkörpern ist die Verwertung der in den Fettsäuren gespeicherten Energie auch in Organen möglich, die selbst keine Fettsäuren verwerten können. Daher gewinnt unser Körper die eigentliche Energie für die Zellen aus den Fettreserven und der Insulinspiegel schwangt nicht mehr so stark, sodass das Leistungsniveau konstant auf einem Level bleibt.

Das zugeführte Eiweiß hilft dabei, das Sättigungsgefühl zu erhöhen.

2.4 Lebensmittelauswahl

Viele Menschen stellen sich zu Beginn einer Low Carb oder sogar ketogenen Ernährung die Frage, was sie denn überhaupt noch essen dürfen.

Dafür müssen wir erst einmal abklären, in welchen Lebensmitteln sich eigentlich Kohlenhydrate befinden oder auch in kleinen Mengen verstecken.

Kohlenhydrate gehören für viele Menschen mit auf den Teller und machen für die meisten einen Großteil der täglichen Kalorien aus. Sie gelten als Sättigungsbeilage.

Wenn sich diese nun plötzlich nicht mehr auf dem Speiseplan befinden, kann erst mal Verwirrung darüber entstehen, wie man überhaupt satt werden soll.

Kohlenhydrate bestehen aus unterschiedlich langen Molekül-Ketten.

- **Kurze Molekül-Ketten:** kann der Körper leicht und schnell verarbeiten. Solche Kohlenhydrate stecken vor allem in Süßigkeiten und anderen süßen Speisen.

- **Lange Molekül-Ketten:** für sie braucht der Körper mehr Zeit. Sie stecken vor allem in Vollkornprodukten.

Langkettige Kohlenhydrate machen länger satt, da der Körper länger mit der Verwertung beschäftigt ist. Sie eignen sich auch zum Abnehmen besser als kurzkettige Kohlenhydrate. Wenn wir von einer **LOW** Carb Ernährung sprechen, sollten die wenigen Kohlenhydrate, die verzehrt werden dürfen, aus Komplexen Kohlenhydraten mit einem hohen Ballaststoffgehalt kommen.

In folgender Grafik befinden sich eine Auswahl von einfachen und komplexen

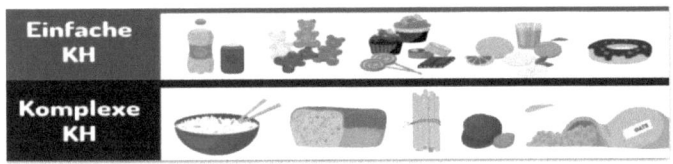

Kohlenhydraten.

Abb. 7: Grafik 5 – Einteilung komplexe & einfache Kohlenhydrate (Quelle https://cloud-minded.de/magazin/gute-kohlenhydrate/)

In folgenden abgebildeten Lebensmitteln befindet sich entweder keine (ketogene) oder nur sehr wenige Kohlenhydrate, daher sind sie gut für eine Low Carb Ernährung geeignet.

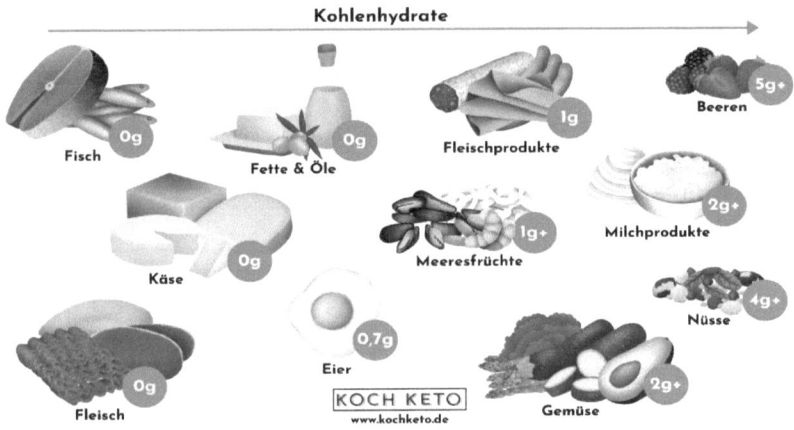

Abb. 8: Grafik 6 – Kohlenhydratarme Lebensmittel (Quelle: https://kochketo.de/keto-lebensmittel)

Erlaubte Lebensmittel:

- Fleisch & Eier – z.B. Hackfleisch oder Steak
- Fisch & Meeresfrüchte – z.B. Lachs oder Sardinen
- Milchprodukte mit wenig Kohlenhydraten – z.B. Käse oder Quark

- Kohlenhydratarmes Gemüse – z.B. Avocados, Brokkoli oder Blumenkohl
- Beeren & zuckerarmes Obst – z.B. Erdbeeren oder Himbeeren
- Nüsse, Kerne & Samen – z.B. Mandeln oder Chia Samen
- Gesunde Fette & Öle – z.B. Kokosöl oder Butter

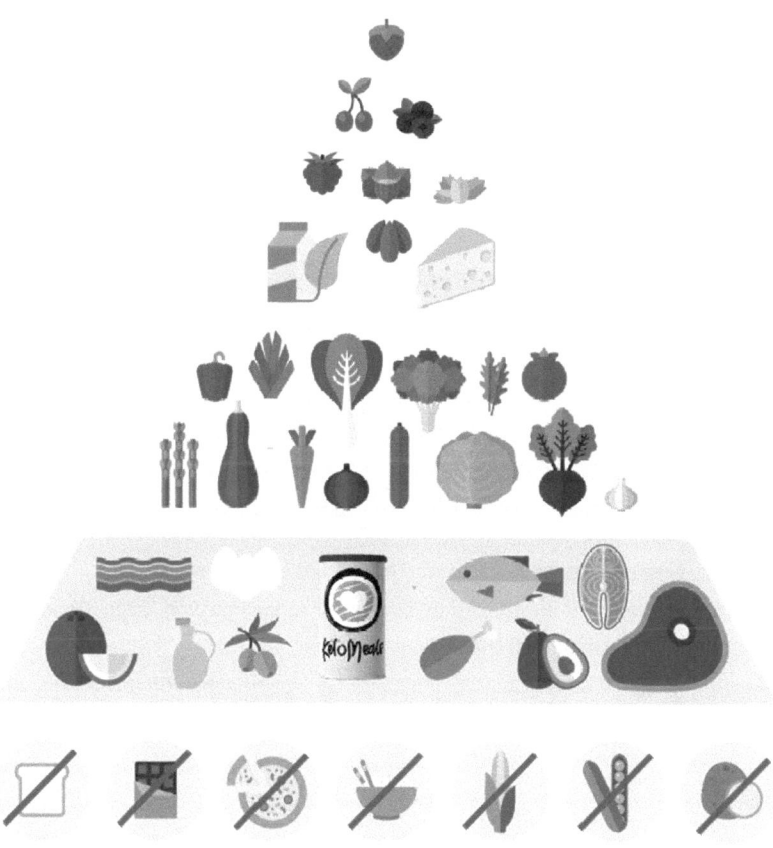

Abb. 9: Grafik 7 – Low Carb Pyramide (Quelle: https://ketomeals.eu/de/keto-diaet-guide)

2.4.1 Einteilung nach dem glykämischen Index

„Der Glykämische Index - abgekürzt GI, wurde als Ernährungshelfer zur Vorbeugung von Übergewicht, Diabetes und Herzkrankheiten entwickelt und soll bei der Auswahl der Lebensmittel helfen, um Heißhunger zu vermeiden." *(Auszug: Deutsche Gesellschaft für Ernährung e. V. (DGE))*

Als Qualitätsmerkmal beschreibt der Index, wie stark ein kohlenhydrathaltiges Lebensmittel den Blutzuckerspiegel ansteigen lässt.

- Beim Verzehr von Kohlenhydraten mit einem niedrigen Glykämischen Index, etwa Obst oder Gemüse, steigt der Blutzucker langsam an.
- Lebensmittel mit einem hohen Glykämischen Index, zum Beispiel Weißbrot oder Kartoffeln, lassen den Blutzucker schneller steigen.
- Der Index bewertet ein Lebensmittel mit einem hohen glykämischen Wert qualitativ schlechter als eines mit niedrigem Wert.

Der Glykämische Index verdeutlicht die blutzuckererhöhende Wirkung von kohlenhydratreichen Lebensmitteln prozentual im Vergleich zur gleichen Menge reiner Glucose.

Wichtig dafür ist, wie lange und wie hoch der Blutzuckerspiegel nach dem Verzehr eines Lebensmittels ansteigt. Der Wert basiert immer auf dem Verzehr von 50 Gramm Kohlenhydraten, eines Lebensmittels und wird in Prozent angegeben.

Als Vergleichswert dient der Blutzuckeranstieg nach Aufnahme von 50gr. Glucose mit einem Glykämischer Index von 100 Prozent.

Über 70 Prozent gilt der Wert als hoch. Ein mittlerer GI liegt zwischen 55 und 70 Prozent. Bei einem Wert unter 55 Prozent spricht man von einem niedrigen GI.

Lebensmittel mit hohen GI	Glykämischer Index	Lebensmittel mit niedrigen GI	Glykämischer Index
Traubenzucker	100	Vollkornbrot	52
Weißer Reis	87	Salzkartoffeln	50
Kartoffeln, gekocht	78	Möhren	47
Pommes Frites	75	Äpfel	38
Weißbrot	73	Spaghetti al dente	38
Wassermelone	72	Linsen	30

Abb. 10: Tabelle 3 – Glykämischer Index (Quelle: Eigene Darstellung)

Es gibt Faktoren die den Glykämischen Index beeinflussen und seine Anwendung im Alltag erschweren, dazu gehören:

- Anbaugebiet, Reifegrad und Sorte von Obst und Gemüse können den Effekt auf den Blutzuckeranstieg beeinflussen.
- Bei einer Mahlzeit isst man verschiedene Lebensmittel parallel, dies macht es schwer, den Blutzuckeranstieg vorauszusagen. Denn Fette, Proteine und Ballaststoffe können die Kohlenhydrataufnahme ins Blut verlangsamen.
- Auch die Verarbeitung und Zubereitung von Lebensmitteln verändert den Glykämischen Index, sodass sich der Wert von Nudeln, je nachdem ob sie fest oder weich gekocht sind,, verändert. In der Regel liegt der Glykämische Index bei erhitzten Lebensmitteln höher als bei unerhitzten.

Schlussfolgernd lässt sich sagen, die Ernährung nicht nur nach dem Glykämischen Index auszurichten. Es ist im Ernährungsalltag schwer umsetzbar und so besteht meiner Meinung nach die Gefahr einer einseitigen Ernährung.

Der Glykämische Index kann aber eine Orientierungshilfe zur Findung einer gesunden Ernährung geben und liefert wichtige Hinweise bzgl. der Qualität von kohlenhydrathaltigen Lebensmittel.. Außerdem wird der Verzehr von Lebensmitteln mit niedrigem GI wie Vollkornbrot, Gemüse oder Hülsenfrüchte von der DGE empfohlen.

2.5 Ausprägungsformen

Jede verschiedene Form der Low Carb Ernährung definiert individuelle Mengenvorgaben. Daher gibt es keine exakte Vorgabe bzgl. einer Dosierung für den Anteil an Kohlenhydraten.

Jede Low Carb Ausprägungsform verbindet allerdings das gemeinsame Ziel der verminderten Kohlenhydrataufnahme und der daraus resultierenden Bildung von Ketonen bei verringerter Insulinausschüttung. Man spricht im allgemeinen von Diäten.

Das Wort Diät kommt von „diaita" und findet den Ursprung im griechischen. Es bedeutet so viel wie: „Lebensführung oder Lebensweise".

Heutzutage wird die Diät durch moderne Werbung und Vermarktung geprägt und hat nicht mehr viel mit der eigentlichen Bedeutung von „Nachhaltigkeit" zu tun.

Es gibt ca. einundzwanzig verschiedene „Low Carb Diäten" und somit genügend Möglichkeiten, eine passende für seine Bedürfnisse zu finden. Im Anschluss möchte ich diese aufzählen und auf vereinzelnde Formen näher eingehen.

Die Atkins-Diät:

Die Atkins-Diät vom Erfinder Dr. Robert Atkins (Herzspezialist) erlaubt soviel Eiweiß und Fett zu essen, wie man möchte.

Kohlenhydrathaltige Lebensmittel wie Brot, Kartoffeln, Nudeln, Reis, Süßigkeiten und Kuchen, aber auch Obst und Gemüse sollten dagegen vermieden werden.

Eine Ausnahme bildet Blattsalat, welcher so gut wie keine Kohlenhydrate enthält. .

Ziel der Atkins-Diät ist eine Ernährung, bei der die Fette 40 bis 45 Prozent und die Eiweiße rund 40 Prozent der Gesamtkalorienzufuhr ausmachen. Der Kohlenhydratanteil sollte zwischen 15 und 20 Prozent liegen.

Die Diät macht sich das einfache Prinzip des menschlichen Stoffwechsels zunutze, dessen bevorzugte Energiequelle sind Kohlenhydrate. Stehen diese dem Körper aus der Nahrung nicht mehr zur Verfügung, verbrennt er zunächst die eigenen Kohlenhydratreserven (Glykogenspeicher) in Muskeln und Leber.

Da das Glykogen im Körper Wasser bindet, scheidet man zu Beginn viel Wasser aus, was sich schnell auf der Waage bemerkbar macht und von vielen Menschen irrtümlicherweise als erster Erfolg gewertet wird. Sind die eigenen Kohlenhydratreserven geleert, greift der Organismus zur Energiegewinnung auf Muskeleiweiß und anschließend auf Fettdepots zurück.

Bei der einseitigen Ernährung der Atkins-Diät kann es schnell zu Vitamin- und Mineralstoffdefiziten kommen, daher empfiehlt der Atkins-Diätplan entsprechende Nährstoffpräparate zur Ergänzung.

Einleitungsphase: In den ersten vierzehn Tagen wird die Kohlenhydratzufuhr auf maximal 20 g am Tag reduziert und so der Körper zur Ketose gezwungen.

Reduktionsphase: Die zweite Phase kann zwischen zwei und acht Wochen dauern, wobei die Kohlenhydratzufuhr wöchentlich um 5 g erhöht wird. Neben Fett- und Eiweißquellen wie Fleisch oder Eiern dürfen jetzt auch nach und nach vermehrt Gemüsesorten, Nüsse und Hülsenfrüchte gegessen werden.

Vor-Erhaltungsphase: Die dritte Phase startet, wenn man nur noch wenige Kilo vom Zielgewicht entfernt ist und geht bis zum Erreichen dessen.

Pro Woche werden die Kohlenhydrateum 10 g erhöht, wobei „komplexe" Kohlenhydrate wie Vollkornprodukten empfohlen. Die letzten Kilos purzeln in dieser Zeit deutlich langsamer.

Erhaltungsphase: Die letzte Phase der Atkins-Diät beginnt mit dem Erreichen des Wunschgewichtes. Nach dieser sollte man sich von da an so ernähren, dass das Gewicht gehalten werden kann. Erlaubt sind jetzt wieder alle Lebensmittel außer Zucker und einfache Kohlenhydrate, welche weiterhin gemieden werden sollten.

<u>Lutz-Diät</u>

Der Österreicher Dr. Wolfgang Lutz war der Meinung, dass aufgrund kohlenhydratreicher Nahrung viele chronische Leiden verursacht werden.

Ihm ging es bei seiner Diätform nicht um die Gewichtsabnahme, sondern um die allgemeinen gesundheitlichen Auswirkungen der Ernährung.

Der Mensch sei von Natur aus ein Jäger und Sammler, der seine fleischhaltige Nahrung nur durch Beeren und Wurzeln ergänzt hat. Auf Kohlenhydrate in Form von Getreide sei der Mensch nicht ausgerichtet und Fleisch- bzw. Fettkonsum, ergänzt durch Gemüse, sei gesund und man sollte den Verzehr von Kohlenhydraten deutlich mindern.

Gemüse, Salat oder Obst sind erlaubt, so lange man nicht mehr als 72 g Kohlenhydrate pro Tag zu sich nimmt.

Durch den eintretende Wasserverlust und die reduzierte Kalorienaufnahme kommt es zu Beginn zu einem raschen Gewichtsverlust.

Beispiel wie ein Tag mit der Lutz-Diät aussehen kann:

Frühstück:

- eine Tasse ungesüßten Kaffee oder Tee

- 25 g (eine dünne Scheibe) Vollkornbrot

- zwei weich gekochte Eier

Mittagessen:

- Fleisch, Fisch, Salat, Gemüse nach Belieben

- 30 g Vollkornreis oder 250 g Obst

Abendessen:

- Eier, Braten, Käse nach belieben

- 50 g Vollkornbrot oder ein halbes Vollkornbrötchen

- 250 ml Bier oder Wein

Anabole Diät:

Die Anabole Diät wurde vom kanadischen Mediziner und Sportwissenschaftler Mauro Di Pasquales in den 80er-Jahren entwickelt.

Sie ist wegen ihrer muskelaufbauenden Wirkung vor allem bei Bodybuildern, die vor Wettkämpfen einige Kilos verlieren möchten, beliebt.

Auch bei dieser Diätform werden also vorwiegend Fette und Eiweiße konsumiert, um den Insulinspiegel niedrig zu halten. Ziel ist, dass weniger Fett in den Körperzellen eingelagert wird und somit die Ausschüttung von Wachstumshormonen angetrieben wird. Dabei sollte man nicht hungern oder an Muskelmasse verlieren, der Muskelaufbau soll sogar unterstützt werden.

Um dies zu erreichen, sieht die Anabole Diät einen Wechsel zwischen zwei unterschiedlichen Ernährungsphasen vor. Einer Phase, wo die Kohlenhydrate stark reduziert werden und eine Phase, in der man mehr „schlemmern" und sich etwas gönnen kann.

Phase 1: Fünf bis sechs Tage wird die Kohlenhydratzufuhr auf ca. fünf Prozent pro Tag herunter gefahren. Bis zu 60 Prozent der Nahrung bestehen in dieser Phase aus Fett, 30 bis 35 Prozent aus Eiweiß. Die Tageskalorienmenge muss dabei stehts unter dem individuellen Bedarf eines jeden liegen, damit der Körper seine Fettdepots angreifen kann. Zielverfolgung des erhöhten Fettverzehrs: An erster Stelle will man dem Körper damit signalisieren, dass er genügend Fett bekommt und es nicht einlagern muss. Zweitens sollen so Fett verbrennende Enzyme aktiviert werden.

Phase 2: Sie dauert ein bis zwei Tage, während der Essensplan komplett umgestellt wird. Die tägliche Ernährung besteht nun bis zu 60 Prozent aus Kohlenhydraten, zu zehn bis 15 Prozent aus Eiweiß und zu 30 bis 40 Prozent aus Fett. Eine Kalorienvorgabe gibt es an diesen Schlemmertagen nicht.

In der Phase sollen die Glykogenspeicher wieder aufgefüllt werden, um das Muskelwachstum anzuregen. Danach beginnt die Phase 1 erneut.

Weitere Low Carb Diäten:

Anabole Diät	Montignac Diät	LOGI-Methode
Bulletproof Diät	New York Diät	Strunz Diät
Dukan Diät	Sears Diät	Paleo Diät
Glyx Diät	Slow Carb Diät	Whole 30
Hollywood Diät	South Beach Diät	Ketogene Diät
LCHF-Methode	Stillmann Diät	Zero Carb Diät

Ob sich eine der genannten Diätformen als dauerhafte Ernährung eignen, ist umstritten und meiner Meinung nach in Frage zu stellen.

Ein nachhaltiges Abnehmen und halten des Gewichtes gelingt dann, wenn die Ernährung langfristig und langsam umgestellt wird und eine aktive Lebensweise (durch z.b. moderatem Sport) umgesetzt wird.

Ein Rückfall in alte Ernährungsmuster besteht als Risiko bei schnellen Ernährungsumstellungen, wie sie bei Diäten vorkommen, immer und kann eine sofortige Gewichtszunahme nach sich ziehen. Es tritt dabei meist der sogenannte Jo-Jo-Effekt ein.

2.6 Vor- und Nachteile

Bevor ich auf die Vor- und Nachteile der Low Carb Ernährung eingehe, müssen wir uns noch einmal kurz vor Augen führen, welche Ziele diese verfolgt.

An erster Stelle geht es den meisten Menschen darum, diese Ernährungsform als Diät in ihren Alltag zu integrieren, um damit abzunehmen.

Man verliert mit Low Carb aus unterschiedlichen Gründen schnell an Gewicht. Zum einen sättigen Fette und Proteine, sodass man weniger Appetit verspürt und zum anderen nimmt die Produktion von Insulin ab, sodass weniger Fett eingelagert wird.

Vorteile einer Low Carb Ernährung:

- Langfristig ist eine Gewichtsreduzierung für die meisten Menschen erfolgreich durch Kalorieneinsparung
- Bei richtiger Auswahl der Lebensmittel verspricht Low Carb eine gesunde Lebensweise (Verzicht auf Schokolade, Eis, Verarbeitende Teigwaren etc.)
- Die sättigende eiweißreiche Nahrung verhindert die ungeliebten Heißhungerattacken
- Wer sich einmal an die Umstellung der Lebensmittel und die Zubereitung gewöhnt hat, verfällt selten in seine alten Ernährungsmuster
- Man kommt schneller in die Ketose, in welcher zusätzlich viel Fett verbrennt wird (Verbesserung des Fettstoffwechsel)
- Einfluss auf neurologische Erkrankungen, da Zucker die Zellen und vor allem die Nervenzellen schädigt
- Durch die kohlenhydratreiche Ernährung wird der Blutzuckerspiele stabilisiert und schlägt nicht so stark aus
- Dadurch sinkt das Risiko für Wohlstand- und Industrieerkrankungen wie Diabetes
- Parasiten, Pilze, Bakterien und Keime können sich weniger vermehren und ausbreiten, da diese sich meist von Zucker ernähren

Auf einige Punkte möchte ich im Anschluss noch einmal genauer drauf eingehen.

Weniger Appetit/Heißhunger und effektive Gewichtsabnahme:

Eine langfristige Ernährungsumstellung sollte einer Diät immer vorgezogenwerden. Dafür entscheidend ist das Sättigungsgefühl und damit einhergehende Vorsorge, nicht wieder Rückfällig zu werden, um einen „JoJo" Effekt zu vermeiden.

Vorteil einer Low Carb Ernährung ist, dass diese automatisch den Appetit hemmen kann, länger sättigt und so das Hungergefühl vermeidet.

Studien konnten zeigen, dass Personen im Schnitt automatisch weniger Kalorien zu sich nahmen, als welche aus entsprechenden Vergleichsgruppen anderer Ernährungsformen und so mit einer Low Carb Ernährung schneller Gewicht verloren haben.

Der Grund dafür ist jedoch in dem Verlust von Wasser zu finden. Die Nieren arbeiten verstärkt an der Ausscheidung des überschüssigen Natriums, welches auf die Reduzierung der Kohlenhydrate zurückzuführen ist. Dieser Effekt kann zu Beginn der Ernährung zu einer stärkeren Gewichtsabnahme führen, ist aber nur kurz von Dauer.

Als Fazit wird Low Carb als effektivste Diät zur Gewichtsabnahme innerhalb der ersten sechs Monate beschrieben.

Verbesserung des Blutzuckers:

Wie bereits thematisiert wird durch den Transport von Kohlenhydrate bzw. Einfachzucker in den Blutkreislauf der Blutzuckerspiegel erhöht. Daraufhin wird das Hormon Insulin ausgeschüttet, welches für den Transport des Blutzuckers verantwortlich ist und den Blutzucker auf diese Weise entweder direkt zur Energiegewinnung verwertet oder im Körper abspeichert. Bei gesunden Menschen führt dieser Mechanismus zu einer schnellen Senkung des Blutzuckerspiegels auf das Ausgangsniveau, wohin entgegen bei Personen mit einer so genannten Insulinresistenz das Insulin nicht mehr ausreichend wirken kann und der Blutzuckerspiegel länger erhöht bleibt.

Erhöhter Blutzuckerwerte können einfach vermieden werden mit dem Verzicht auf Kohlenhydrate, da der Blutzuckerwert und die damit verbundene Insulinausschüttung reduziert werden.

Bei einer bereits bestehenden Diabetes Erkrankung kann die Low Carb Ernährung Vorteile bringen, wobei gezeigt werden konnte, dass Diabetiker ihren Bedarf an Insulin und blutzuckerregulierenden Medikamenten deutlich reduzieren und teilweise absetzen konnten.

Einfluss auf neurologische Erkrankungen:

Seit Anfang des 20. Jahrhunderts wird die Low Carb Ernährung, speziell die ketogene Diät zur Therapie schwerer Epilepsien eingesetzt. Bei Kindern mit Epilepsie, die auf eine medikamentöse Behandlung nicht ansprechen, wirkt die ketogene Diät besonders effektiv und manchmal sogar heilend.

Auch für andere neurologische Erkrankungen wie Parkinson oder Alzheimer werden die positiven Effekte untersucht.

Weitere Krankheitsbilder, bei denen Therapieerfolge näher untersucht werden, sind:

- Verbesserung des Erinnerungsvermögens
- Verbesserung der allgemeinen Hirnfunktionen
- Verbesserung von Migränebeschwerden
- Verbesserte Heilung von Gehirnverletzungen

Nachteile einer Low Carb Ernährung:

- Stark erhöhte Aufnahme vor allem durch Fett und Eiweiß in Relation zu einer nicht ausreichenden Aufnahme von Kohlehydraten (Gleichgewicht)
- Dadurch resultierender Nährstoffmangel von Vitaminen, Mineralstoffen und Spurenelementen, welche reich vertreten in Kohlenhydrathaltigen Lebensmitteln vorkommen
- In der ersten Wochen der Low Carb Umstellung erleben viele Menschen Abgeschlagenheit, Gereiztheit und Müdigkeit
- Der Fettabbau kann zeitweilig zu Mundgeruch, Übelkeit oder Muskelkrämpfen führen
- Der erhöhte Verzehr von Eiweiß und Fett kann das Risiko von Nieren- und Leberschäden steigern und dazu den Cholesterinspiegel erhöhen
- Der Harnsäurespiegel kann sich verändern und bei erhöhten Werten zu Gicht führen
- Schädliche Fettsäuren könnten im Übermaß konsumiert werden
- Ketonbildung und Ketoazidose durch Insulinmangel
- Übersäuerung durch Verzehr von zu wenig basischen Lebensmitteln
- Gefahr zur Essstörung

Auch hier möchte ich auf einige gravierende Punkte noch einmal genauer eingehen und Stellung beziehen.

Nährstoffmangel:

Bei einem deutlichen Verzicht auf Kohlenhydrate kann es zu einer gravierenden Nährstoffunterversorgung kommen.

Wird zum Beispiel auf Vollkornprodukte verzichtet, können dem Körper wichtige Ballaststoffe fehlen. Der Mangel kann dann im Zuge dieser Ernährungsweise zu Verdauungsproblemen wie Verstopfungen führen. Sie werden als häufigste Nebenwirkung beklagt. Mit anderen Ballaststoffquellen wie beispielsweise Leinsamen lässt sich dieses Problem jedoch beseitigen.

Da viele vitaminreiche Obstsorten wie Weintrauben, oder Ananas einen hohen Fruktose Gehalt besitzen, wird auf Obst häufig komplett verzichtet. Dies fördert wiederum einen Mangel an bestimmten Vitaminen und sekundärer Pflanzenstoffen, die bei einer ausgewogenen Ernährung eine antioxidative Wirkung entfalten. Vitamine wie beispielsweise Vitamin C und K müssen anderenfalls mit entsprechenden Nahrungsergänzungsmitteln supplementiert werden.

Dabei können sich Mangelerscheinungen unter anderem in einem geschwächten Immunsystem äußern. Studien zeigten, dass die ketogene Diät sogar langfristig zu einer Unterversorgung von insgesamt 25 Nährstoffen führt.

Zudem wirkt eine Low Card Ernährung innerhalb der ersten Woche stark entwässernd und spült zusammen mit dem Wasser vermehrt das Mineral Natrium aus. Der daraus resultierende Mangel kann bei vielen Anwendern zu Müdigkeit und Erschöpfung führen. Aus diesem Grund sollte immer auf einen ausreichenden Salzkonsum geachtet werden.

Ketonbildung und Ketoazidose:

Bei einer Ernährung mit stark reduzierten Kohlenhydraten werden primär zur Energiegewinnung Fette herangezogen. Bei diesem Prozess verbleiben Stoffwechselendprodukte in Form von Ketonen im Blut. Dieser Vorgang wird Ketose genannt.

Bei einer zu starken Anreicherung mit Ketonen kann es zu der so genannten Ketoazidose kommen, welche hauptsächlich bei Typ 1 Diabetikern auftritt, da die Kohlenhydrate durch das fehlende Insulin grundsätzlich nicht zur Energiegewinnung herangezogen werden. Das Risiko einer akuten Ketoazidose ist bei moderater Low Carb Ernährung zwar gering, jedoch stehen die Ketone ab einer gewissen Konzentration im Blut mit der Gicht in Verbindung.

Überversorgung mit schädlichen Fettsäuren:

Wird während einer Low Carb Ernährung nicht auf die richtige Art der aufgenommenen Fette geachtet, können durch den hohen Fettkonsum von „schädlichen Fetten" gesundheitliche Probleme auftreten. Als besonders schädlich gelten die gehärteten Transfettsäuren, welche vor allem in verarbeiteten Lebensmitteln vorkommen. Diese stehen mit in Verdacht, Herzerkrankungen und Gefäßprobleme zu verursachen. Genauso kritisch betrachtet werden gesättigte Fettsäuren, welche in tierischen Lebensmitteln wie Fleisch und Milchprodukten zu finden sind. Werden diese im Rahmen einer Low Carb Ernährungsumstellung übermäßig konsumiert, kann sich der Cholesterinwert des „schlechten" LDL-Cholesterins erhöhen, was wiederum ein erhöhtes Herzerkrankungsrisiko mit sich zieht.

Abschließend ist zu sagen: Es gibt genügend Vor- als auch Nachteile, die für oder gegen die Low Carb Ernährung sprechen.

Ich habe einige gegenüber gestellt und bin selber der Meinung, dass jeder Mensch individuell betrachten und für sich entscheiden sollte, welche Faktoren für ihn überwiegen bzw. schwer ins Gewicht fallen. Die meisten Nachteile der Low Carb Ernährung ergeben sich, je intensiver und extremer man diese Ernährungsform betreibt.

Daher ist meiner Meinung nach von einer extremen Ausprägungsform wie z.B. der ketogenen Diät abzuraten.

KAPITEL 3

\#

3.1 Umsetzungsmöglichkeiten im Alltag

An oberste Prämisse steht, dass die Ernährungsumstellung für den Patienten gut umsetzbar sein muss, denn nur eine langfristige Ernährungsumstellung trägt Früchte. In der Low Carb Ernährung geht es hauptsächlich darum, dass Kohlenhydrate aus dem Speiseplan verschwinden. Um den Einstieg in die Ernährungsform zu erleichtern, sollte der Patient langsam anfangen und die Kohlenhydrate nur Stück für Stück reduzieren. Man kann Beispielsweise mit bestimmten Lebensmittel (z.b. Nudeln oder Brot), beginnen und diese aus dem Speiseplan streichen und durch andere Lebensmittel ersetzen.

Wichtig ist, darauf zu achten, regelmäßige Mahlzeiten einzubauen. Auf Snacks zwischendurch sollte verzichtet werden, denn diese können den Blutzuckerspiegel unnötig in die Höhe treiben. Wenn es jedoch ausreichende Pausen zwischen den Mahlzeiten gibt, kann sich der Körper auf die Verdauung konzentrieren und der Blutzuckerspiegel kann wieder auf einen Normalwert sinken.

Auch auf die erhöhte Aufnahme von Eiweiß sollte mit der Ernährungsumstellung auf Low Carb geachtet werden. Denn Proteine sind essentieller Bestandteil einer gesunden Ernährung und übernehmen im Körper viele wichtige Funktionen, wie zum Beispiel die Steuerung des Immunsystems, den Zellaufbau und den Transport von Sauerstoff im Körper. Proteine befinden sich zum Beispiel in Fisch und Fleisch, aber auch in pflanzlichen Lebensmitteln wie Reis, Erbsen oder Linsen.

Allerdings sollte der Nährstoffbedarf nicht ausschließlich über Proteine gedeckt werden, ansonsten kann es zu einer Schädigung der Nieren kommen.

Wichtig ist daher auch, regelmäßig und viel zu trinken.

Zudem sind gesunde Fettsäuren aus Beispielsweise Avocados oder Olivenöl nicht wegzudenken. Durch eine erhöhte Fettzufuhr sorgt man für eine ausreichende Energieversorgung und kann einen Abnehmeffekt trotz der erhöhten Fettaufnahme beobachten. Der Körper verbrennt zur Energiegewinnung, zuerst Kohlenhydrate bleiben diese aus, wird direkt der Fettspeicher angegriffen.

Es kann im Alltag für den Patienten hilfreich sein, geeignete Lebensmittel, Rezepte oder Snackideen auszuprobieren (z.B leckere kohlenhydratfreie Getränke kreieren). Strategien für Feste, gesellige Abende und Urlaube können ebenfalls gemeinsam erarbeitet werden. Eine Herausforderung ist der Umgang mit alkoholischen Getränken, welche energie- und kohlenhydratreich sind und den Appetit anregen können.

Die Ernährungsberatung kann hier mit kreativen Belohnungsmodellen unterstützen und gemeinsam mit dem Kunden realistische Ziele setzen.

Rezeptbücher, Nährwertberechnungs-Apps oder Betroffenen-gruppen könnten dazu beitragen, die Ernährungsform Low-Carb alltagstauglich zu machen.

Die Ernährungsberatung ist und bleibt aber der richtige Ansprechpartner.

3.1.1 Ernährungsplan

Im folgenden Beispiel stelle ich einen möglichen Low Carb Ernährungsplan für einen Kunden vor. Wie hervorgeht, wird auf eine ausreichende Abwechslung und auf genügend frisches Gemüse und Salate geachtet. Diese versorgen den Patienten täglich mit wichtigen Mikronährstoffen und wirken einer Übersäuerung entgegen (Gemüse und Salate werden basisch verstoffwechselt während hingegen Fleisch, Milchprodukte und Eier – die oft bei einer Low Carb Ernährung vorkommen - Säurebildner sind)

	Morgens	Mittags	Abends
Montag	Low Carb Müsli aus: Kokosnusschips, Kakaonips, Chiasamen, Mandelmilch, Nüssen und frischen Heidelbeeren	Pilzpfanne mit einer Schmand-Knoblach- Kräuter Soße	Grüner Salat mit gebratenen Hänchenbruststreifen und Olivenöl Parmesan Dressing
Dienstag	Proteishake mit ein paar Himbeeren	Grüner Salat mit Ziegenkäse und Balsamico Dressing	Zuccini Nudeln (Zudels) mit Tomatensoße und frischer Paprika
Mittwoch	Rührei mit Bacon Speck und gebratenen Tomaten	Low Carb Pizza aus Mandelmehl	Gemüsepfanne
Donnerstag	Chiapudding mit Mandelmus, Blaubeeren und Zimt	Spiegeleier mit Spinat in Gorgonzolasoße	Grüner Salat mit Kürbiskernöl-Senf Dressing
Freitag	Low Carb Brötchen aus Mandelmehl und Kokosmehl	Grüner Salat mit Olivenöl Zitronen Dressing	Broccoli-Hackfleisch Auflauf

Samstag	Pancake aus Proteinpulver mit Himbeeren	Lachsfilet mit Spinat	Grüner Salat mit Nussmischung
Sontag	Französisches Omlet mit Lauchzwiebeln	Gemüseauflauf	Grüner Salat mit Putenstreifen und Apfelessig Sesamöl Dressing

Abb.11: Tabelle 4 – Ernährungsplan (Quelle – Eigene Darstellung)

3.2 Zielgruppe

Es entscheiden sich für diese Art der Ernährung vor allem Diabetiker, Menschen, die ihr Gewicht reduzieren wollen oder jene, die ihr gesundheitliches Wohlbefinden steigern möchten. Zum anderen greifen oft auch schwangere Frauen auf die Low Carb Ernährung, um erhöhte Blutzuckerwerte entgegen zu wirken.

Immer mehr Sportler machen sich diese als Diät ebenfalls zu Nutze. Vor allem in der Fitness Szene geht der Trend immer mehr in Richtung einer Kohlenhydratarmen Ernährung. Dabei spielt Sport und Bewegung natürlich eine wichtige Rolle begleitend und unterstützend zur Ernährungsumstellung.

3.3 Auswirkungen und gesundheitliche Risiken

Die DGE (Deutsche Gesellschaft für Ernährung) gibt eine allgemeine Ernährungsempfehlung zur Krankheitsprävention. Sie hält eine längerfristige Ernährung durch Low Carb als nicht empfehlenswert.

Laut der Gesellschaft werden dem Körper bei Low Carb zu wenige Ballaststoffe zugeführt. Außerdem, so die DGE, kann der hohe Verzehr von Fleisch und Fett, das Risiko für Dickdarmkrebs und verschiedene Krankheiten wie koronare Herzkrankheit und Gicht erhöhen. Dazu wird auf eine Studie aus dem Fachmagazin *Lancet Public Health* hingewiesen, welche die Kohlenhydratezufuhr mit dem Sterblichkeitsrisiko in Verbindung setzt. Die Studienergebnisse zeigen, dass sich eine Ernährung mit kohlenhydratarmen als auch klohlenhydratreichen Anteil langfristig mit einem erhöhten Sterblichkeitsrisiko in Verbindung setzen lässt.

Dabei wurden besonders Diäten kritisch bewertet, die Kohlenhydrate durch viele tierische Lebensmittel wie Fleisch ersetzen. Es wurde angemerkt, dass jede Art der Ernährung, die einen großen Anteil eines Nährstoffes der Energie liefert, beinhaltet die Auswahl der Lebensmittel stark einschränkt. Dadurch kann als Folge der menschliche Körper nicht ausreichend mit lebensnotwendigen Nährstoffen wie Vitaminen, Mineralstoffen, Spurenelementen oder

Ballaststoffen versorgt werden.

Eine einseitige Ernährungsform oder sogar Diät kann sich über einen langfristigen Zeitraum negativ und nachteilig auf die Gesundheit und den menschlichen Organismus auswirken.

Der Verzicht auf Kohlenhydrate birgt auch eine Menge Risiken, wo hingegen der Jojo Effekt und Heißhunger wie das kleinere Übel wirken:

„Das Hungern auf Kohlenhydrate setzt den Körper unter Stress", meint Tanja Kühbacher die Expertin und Chefärztin der Inneren Medizin/Gastroenterologie am Asklepios Westklinikum Hamburg und Professorin für Gastroenterologie an der Christian Albrechts Universität zu Kiel. (*Quelle:https://www.fitforfun.de*).

Der Cholesterinspiegel soll in Folge ansteigen, was zu Gefäßkrankheiten und im Ernstfall sogar zu einer Thrombose und Schlaganfall führen könne.

Alle Energie wird vom Körper in die Versorgung der Hauptorgane wie Nieren und Leber gesteckt.

Zudem sorgt der Konsum von vielen Milchprodukten, Eiweiße und Fleisch für eine starke Übersäuerung im Körper, die wiederum viele Folgeschäden mit sich bringen kann.

Bis heute soll keine Evidenz aus wissenschaftlichen Studien vorliegen, welche einen positiven Effekt aus einer kohlenhydratarmen Ernährung bei gesunden Menschen nachweist. Bisherigen Studien zeigen langfristig keine Vorteile einer Low Carb Ernährung gegenüber einer fettarmen Ernährungsform.

Wie ich zu dem Thema persönlich stehe, werde ich im folgendem Abschnitt erörtern.

3.4 Abschlusskriterium und eigene Rückschlüsse

Meiner Meinung nach zeigen die genannten Vor- und die Nachteile der Low Carb Ernährung deutlich, dass die Ernährungsform weitaus mehr bedeutet, als auf Nudeln, Reis oder Brot zu verzichten. Kohlenhydrate dürfen in geringen Maßen und in guter Qualität natürlich auch hin und wieder in kleinen Mengen verzehrt werden.

Dabei haben wir aber in meiner Ausarbeitung festgestellt, dass Kohlenhydrate nicht gleich Kohlenhydrate sind.

Wir müssen grundsätzlich unterscheiden wie in allen Themenbereichen unseres Lebens und können nicht verallgemeinern. Dabei muss differenziert werden, welche Art von Kohlenhydrate wir noch zu uns nehmen! Sind es Langkettige oder Kurzkettige Kohlenhydrate? Was ist mit dem Glykämischen Index? Besitzen sie zudem reichlich Ballaststoffe oder bestehen sie aus Einfachzucker?

Durch welche Fette ersetzen wir die anteiligen Kohlenhydrate, sind es „gute oder schlechte" Fettsäuren? Beachten wir genügend mikronährstoffreiches Gemüse bzw. Rohkost in die Low Carb Ernährung mit einzubinden, um einen Vitaminmangel und einer Übersäuerung vorzubeugen?

Alle diese Faktoren wirken sich auf unsere Gesundheit aus und verdeutlichen, dass sich eine Low Carb Ernährung besser oder schlechter auf unseren Körper auswirken kann.

An der Stelle kommt meine Rolle als angehender Ernährungsberater ins Spiel. Meine Aufgabe ist es, dem Kunden/in aufzuzeigen, auf welche Nahrungsmittel er/sie zurückgreifen kann und welche Ernährungsform seine/ihre Konstitutionen und gesundheitlichen Voraussetzungen zulässt.

Denn eines müssen wir verstehen, Ernährung ist immer **Individuell** und sollte auf die Bedürfnisse desjenigen angepasst und zugeschnitten sein.

Verdeutlicht wird dies alleine durch bestimmte Vorerkrankungen, die jemand mit bringt, dazu gehören auch Allergien und Unverträglichkeiten, die immer größeren Ausmaß annehmen.

Auch das Darmmikrobiom bzw. die Zusammensetzung und Vielfalt unserer Bakterienstämme im Verdauungstrakt entscheidet, für wem eine Ernährungsform eventuell besser funktionieren kann.

Low Carb ist grundsätzlich nicht zu verteufeln und hat ihr Berechtigungsdasein und kann effektiv funktionieren.

Meiner Meinung nach muss diese Ernährungsform aber bedacht und mit Verstand eingesetzt werden. Nichts im Leben sollte in eine extreme Richtung ausarten, denn meist führen Extreme in die Überbelastung und machen krank, daher ist es nicht empfehlenswert, die Kohlenhydrate komplett zu streichen oder ans Limit zugehen.

Vielmehr sollte auf eine gute Balance, einen ausgeglichenen Lebensstil und einer ausgewogenen Ernährung geachtete werden ob mit oder wenigen Kohlenhydraten muss jeder für sich entscheiden.

Fazit

Abschließend ist zu sagen, dass der Trend in der Bevölkerung vermehrt in Richtung bestimmter Ernährungsweisen und Ernährungskonzepte geht.
Auch die in den letzten Jahren stark zunehmende Globalisierung und der damit einhergehende Wachstumsmarkt mit seinen immer neuen Foodtrends, Diäten und Schönheitsidealen trägt einen Teil dazu bei.
„In Form und gesund sein", ist zum Lifestyle geworden und soll den hohen Anforderungen des Alltages, egal ob psychischer oder körperlicher Natur, standhalten.

Daher wird die Low Carb Ernährung gerne gezielt zur Abnahme von Gewicht eingesetzt. Grundsätzlich gilt aber: Eine Gewichtsabnahme erfolgt immer nur, wenn langfristig ein Energiedefizit erreicht wird.
Mehrere Studien haben gezeigt, dass eine Gewichtsabnahme sowohl mit Low Carb als auch mit anderen Ernährungsformen wie z.B. Low Fat möglich ist.
Dabei wurde deutlich, dass die Makronährstoffzusammensetzung (Verhältnis von Fett zu Kohlenhydraten zu Eiweiß) für die Gewichtsabnahme nicht entscheidend ist.
Es liegen in der Wissenschaft bisher lediglich unterschiedliche Aussagen, Ansätze und unzureichende Daten vor, so dass für eine Gewichtsabnahme und das Abnehmen keine ideale Diät identifiziert werden konnte.

Meine Aufgabe in der Ernährungsberatung ist es, dem Kunden im Dschungel voller Ernährungsvarianten und Diätformen einen Weg aufzuzeigen.
Die Lebensmittelindustrie wächst kontinuierlich und der Markt an unterschiedlichen Produkten ist mehr als gesättigt. Auch hier kann der Kunde bei der Suche nach der richtigen Auswahl schnell die Übersicht verlieren.
Deshalb ist es ratsam, einen fachlich geschulten Experten mit seinen „Knowhow" in einer wenn nicht „dem" wichtigsten Thema „Gesundheit" miteinzubeziehen.
Denn eines ist klar, Gesundheit kann man nicht kaufen, man muss sie erlangen und verantwortungsbewusst in die eigene Hand nehmen.

Anhang

Auszug aus der Studie:

Dietary carbohydrate intake and mortality: a prospective cohort study and meta-analysis:
Veröffentlicht von der Fachzeitschrift "The Lancet Public Health"

Background

Low carbohydrate diets, which restrict carbohydrate in favour of increased protein or fat intake, or both, are a popular weight-loss strategy. However, the long-term effect of carbohydrate....

zum weiterlesen:

https://www.thelancet.com/journals/lanpub/article/PIIS2468-2667(18)30135-X/fulltext

„Es wurden zwei Studien durchgeführt, um die Auswirkungen einer Low Carb Ernährung genauer zu betrachten.

1. Studie:

Die Studie erstreckte sich mit 15.400 Probanden über einen Zeitraum von 25 Jahren und berücksichtigte Geschlecht, Alter, Bildungsstand, ethnische Zugehörigkeit, sportliche Aktivität, Einkommen, Diabetes, das Rauchen und die genauen Ernährungsgewohnheiten. Die Teilnehmer mussten Fragebögen zu ihrem Essverhalten ausfüllen, mit Angaben zu den aufgenommenen Nahrungsmitteln und Getränken sowie die Portionsgröße der Gerichte.

Ergebnisse:

bei einem Alter von 50 Jahren schätzte man die verbleibende Lebenszeit der Probanden auf weitere 33 Jahre, die moderate Kohlenhydratmengen zu sich nahmen, also 50 bis 55 Prozent der täglich zugeführten Energie
bei einem Alter von 50 Jahren schätzte man die verbleibende Lebenszeit bei den Probanden auf weitere 32 Jahre, die hohe Kohlenhydratmengen zu sich nahmen, also mehr als 65 Prozent der täglich zugeführten Energie
bei einem Alter von 50 Jahren schätzte man die verbleibende Lebenszeit auf weitere 29 Jahre bei den Probanden, die geringe Kohlenhydratmengen zu sich nahmen, also unter 30 Prozent der täglich zugeführten Energie

Fazit: Die Aufnahme einer moderaten Kohlenhydratmenge in Kombination mit pflanzlichen Eiweiß- und Fettquellen ist besser als eine fleischhaltige Low Carb Ernährung.

2. Studie:

In einer zweiten Studie untersuchten die Wissenschaftler die genaue Umsetzung der Low Carb Ernährung von 430.000 Teilnehmer anhand zwei unterschiedlicher Ernährungsformen:

• die klassische Low Carb Ernährung mit wenig Kohlenhydraten, vielen tierischen Proteinen und Fetten (Fleisch, Eier, Käse und Milch)
• die vegetarische Low Carb Ernährung mit wenig Kohlenhydraten, viel pflanzlichen Proteinen und Fetten (Nüsse, Hülsenfrüchte & Co.)

Ergebnisse:

Bei dieser Studie stellte sich heraus, dass eine kohlenhydratarme Ernährung mit viel Fleisch im Vergleich zu einer Ernährung mit moderater Kohlenhydrataufnahme die Lebenserwartung verkürzt. Wer aber auf pflanzliche Proteinquellen zurückgreift, hat sogar eine höhere Lebenserwartung als diejenigen, die eine moderate Kohlenhydrataufnahme haben." (*Zitat: Von EAT SMARTER, Aktualisiert am 06. Mär. 2019*)

Literaturverzeichnis

Quellenverzeichnis:

Berg et al., 2013

Christina Steinbach, Ernährungswissenschaftlerin, Ernährungsberaterin
Lehrskript 1, Grundlage der Ernährung, Academy of Sports, Backnang

Dana Lang, Master of Science Ernährungswissenschaft,
Lehrskript 3, Ernährungsberatung, Academy of Sports, Backnang

Laura Trus, Vereine für Unabhängige Gesundheitsberatung e. V. (UGB)

Abele, Harald: Der Brockhaus Ernährung. Gesund essen, bewusst leben. wissenmedia.

Sabine Haun, Diplom-Trophologin
Lehrskript 2, Grundlage der Nährstoffe, Academy of Sports, Backnang

Thomas Ellrott , vgl. Ellrott 2009
Ellrott T (2009): Low-Fat- oder Low-Carb-Diäten zur Gewichtsreduktion und
Gewichtsstabilisierung. Adipositas (3) 4/2009, S. 179-183

Internet – Text und Grafik Quellen:

https://fitness-einfach-erklaert.de/kohlenhydrate-aufbau-und-funktionen/#Kohlenhydrate-Aufbau

https://grafs-bio-seiten.de/wp-content/uploads/2020/05/Kohlenhydrate-Fkt.png

https://medlexi.de/Kohlenhydratstoffwechsel

https://www.hauswirtschaft.info/ernaehrung/kohlenhydrate.php

https://www.mylife.de/diaeten-abnehmen/anabole-diaet/

https://kochketo.de/keto-lebensmittel/

https://www.tk.de/techniker/magazin/ernaehrung/essen-und-wissen/glykaemischer-index-2031936?tkcm=ab

https://ketomeals.eu/de/keto-diaet-guide

https://www.dge.de

https://www.academyofsports.de/de/?ref=ads&gclid=EAIaIQobChMIuaOtkvWz9QIVQuJ3Ch027A6uEAAYASAAEgJdV_D_BwE